ESSAI SUR L'ÉPILEPSIE

HOMMAGE

À LA

SOCIÉTÉ DE MAGNÉTISME DE PARIS

PAR ROBILLARD

Paris. — Imp. Émile Voitelain et C°, rue J.-J.-Rousseau, 15.

ESSAI SUR L'ÉPILEPSIE

—

HOMMAGE

A LA

SOCIÉTÉ DE MAGNÉTISME DE PARIS

Par ROBILLARD

1863

ESSAI SUR L'ÉPILEPSIE [1]

Historiæ epilepsiarum si occurent
diligenter annotandæ.

C'est en notant attentivement et étudiant avec soin les faits d'épilepsie que j'ai eu l'occasion d'observer, pendant plus de quatre années, les accès divers de forme et de durée dont j'ai été témoin et que j'ai pu constater *de visu* quatre cents fois au moins, que je viens vous présenter les réflexions que la pratique m'a suggérées.

Je crois inutile, Messieurs, en vous priant d'agréer cet essai sur cette terrible maladie, de vous en établir scrupuleusement l'histoire.

ÉPILEPSIE (surprise, saisissement), accès soudain anéantissant les facultés intellectuelles et sensoriales, contraction et secousses convulsives, connu sous les différents noms de *maladie sacrée, mal des enfants, mal caduc, haut mal*, etc., etc., appelé par Vanhelmont *idea epileptica*, de la croyance que ce mal dépendait du sensorium et se reproduisait à la façon des idées.

La première relation connue nous vient d'Hippocrate. 460 ans avant Jésus-Christ.

Idiopathie. — Plusieurs savants ont émis l'opinion que cette affection était propre au cerveau.

Hippocrate attribue les accès à l'engorgement du cerveau par des matières séreuses qui, déjectées par les efforts spasmodiques de cet organe, amènent ces vibrations désordonnées, ces horribles convulsions.

(1) Thèse présentée et soutenue pour l'obtention du grade de membre titulaire.

Tissot pense que le mal peut être attribué à la congestion sanguine et non séreuse du cerveau.

Pététin l'attribue à la surabondance du fluide électrique dans le cerveau et dans les nerfs, jointe à une grande irritabilité, cause disposante, et à la contraction forte du cerveau sur le fluide électrique, cause immédiate (1).

« Le sensorium, dit-il, est un foyer de matières électriques qu'il lance dans la huitième paire (2). »

Broussais attribue les accès à l'irritabilité cérébrale et plusieurs autres à une vapeur subtile *(aura epileptica)* placée par les uns dans la glande pinéale considérée par Descartes comme siége de l'âme, par d'autres dans la substance blanche, etc., etc., etc.

Affection sympathique. — Beaucoup d'autres pensent que l'affection est sympathique, se produisant sous l'impression de lésions ou anomalies de tout autre organe amenant un désordre dans les fonctions cérébrales, irritation de l'estomac, de l'utérus et surtout des intestins.

On l'a vu dépendre aussi de tumeurs sur le trajet des nerfs (3).

Plusieurs médecins, et entre autres M. Esquirol, combattant l'opinion de Charles Pison : « que les parties. loin de provoquer le mouvement qui semble monter au cerveau, recevraient de lui la première atteinte ; » M. Esquirol, dis-je, a cité de nombreuses guérisons qui avaient coïncidé avec la disparition des affections les plus diverses ou avec le rétablissement de fonctions dont l'irrégularité provoquait manifestement les phénomènes nerveux.

Ici je suis heureux de joindre mes observations à celles ci-dessus indiquées, car j'ai remarqué chez un sujet épi-

(1) *Mémoire sur la découverte des phénomènes de l'hystérie essentielle,* 1re partie, p. 56.

(2) Id., 2e partie, p. 80.

(3) Roche et Samson, t. 2, p. 302.

leptique suivi depuis longtemps que l'expulsion des gaz
annihile immédiatement l'accès; ces gaz, produits en
abondance par inflammation ou lésion du tube intestinal,
sont, à mon avis, la maladie *cause*, et les convulsions au
cerveau *effet*. J'ajouterai que, dans un voyage vers Lyon,
un voyageur n'ayant pu, depuis Paris, satisfaire un besoin
d'uriner, fut atteint, à Sens, d'un accès d'épilepsie foudroyante, et ne recouvra la raison qu'à Dijon. Il m'avoua
que ce mal le prenait surtout lorsqu'une nécessité ne
pouvait être satisfaite; qu'il ressentait alors une contraction violente à l'abdomen, puis perte subite du sentiment.

Mercurialis place la cause dans les ventricules posté-
rieurs et moyens dont les cavités sont distendues par des
gaz.

L'épilepsie sympathique peut être *gastrique, hépathique,
pulmonaire, cardiaque, utérine et génitale, rachidienne, nerveuse;* elle peut tirer son origine des doigts, du sein,
avoir sa cause dans un nerf (1).

Qu'il me soit permis de m'arrêter sur cette dernière
cause.

Un épileptique que je magnétisais devint somnambule
d'une lucidité qui étonna les quelques médecins et amis
auxquels je le présentai, et cependant le doute est de-
meuré dans notre esprit (malgré des preuves de vue à
distance, prévision, médication, etc., etc.), lorsqu'il
nous dit « que le mal était causé par un nerf qui, se dé-
« tachant du tronc, passe, attaché au fiel; monte de là;
« suivant le côté droit de la poitrine, à l'épaule; passe
« derrière l'oreille se dirigeant vers le crâne; qu'il n'est
« pas à sa place; qu'il se ramifie avec les nerfs de la face
« rattaché qu'il est dans sa longueur à de petits fils;
« qu'il monte ou se replie sur lui-même; que dans le pre-
« mier cas il provoque les attaques par la tension extrême

(1) *Dictionnaire de Médecine,* 12ᵉ vol., p. 180.

« de ses adhérences et la pression qu'il opère sur l'arti-
« culation lâche et ligamenteuse de la mâchoire inférieure
« qui devient glacée; que dans le second cas il se replie
« vers la gorge et l'étouffe. »

L'anatomie pratique peut-elle admettre un nerf se dé-
tachant du plexus et allant folâtrer jusqu'au vertex, excitant les fibres de l'organisme, ce nerf déclaré par le
malade en sommeil une anomalie, puisque j'ai soumis à
son inspection interne huit ou dix personnes, moi compris,
et qu'il n'a trouvé d'analogie nulle part? L'autopsie pour-
rait-elle trancher ce nœud gordien? C'est ce dont il est
permis de douter.

L'époque des attaques est indéterminée. Des malades
peuvent être un an, six mois, quinze jours sans en ressentir; d'autres en sont victimes plusieurs fois par jour.
Tel se trouvait, il y a cinq ans encore, un malade qui
maintenant n'a d'accès qu'à cinq ou six mois de distance,
grâce aux soins magnétiques.

L'épilepsie se produit avant la puberté plus souvent
qu'après.

Les habitudes solitaires, les passions vives, la frayeur,
la colère, les lésions sur la tête, en sont les causes ordi-
naires. Le plus souvent le mal est héréditaire et presque
toujours incurable (1).

Cependant ces conditions ne sont pas toujours nécessai-
res, car je n'ai trouvé, chez un sujet qui, réglée à douze ans,
ne fut frappée du mal qu'à dix-huit ans et demie, aucune
des indications mentionnées plus haut. Sa gaîté, son en-
jouement excluent toute idée des habitudes solitaires; la
vivacité des sens n'a que peu de développement; celle de
l'esprit aurait pu créer une fatigue par suite d'un instinct
poétique qui a facilement cédé au premier obstacle par
l'exercice donné au corps d'un embonpoint satisfaisant;
et aucun de ses ascendants ne fut frappé du mal.

____

(1) *Dictionnaire de Médecine*, 12ᵉ vol.

Les attaques sont plus ou moins violentes, plus ou moins fréquentes ; elles sont souvent foudroyantes.

Tantôt elles s'annoncent par des sensations de froid, picotement, ou par une douleur comme la percussion d'un coup ; tantôt par engourdissement d'un membre, d'une partie de la face ; quelquefois les phénomènes précurseurs ne sont point suivis de l'attaque.

Chez un malade, j'ai remarqué que lorsque le mal, partant du plexus, convulsionne la langue, les dents se serrent, les yeux et la partie droite se convulsent ; il y a de violentes palpitations et d'atroces douleurs au cœur ; torsion des muscles du cou, contraction des membres : le grand mal arrive à son paroxysme.

Lorsque la convulsion de la langue n'est pas accompagnée de palpitations, l'attaque n'a pas lieu (le mouvement convulsif de la langue équivaut à trois vibrations par seconde).

Le mal qui prend par l'engourdissement de la mâchoire amenant une sensation de froid, des eaux filantes et répercussion dans le bras ou la main, ne décident pas toujours l'accès du grand mal.

Dans les intervalles, il existe presque toujours quelques désordres légers appelés *vertige*. Quelquefois le vertige est compliqué de *catalepsie*.

Plusieurs médecins prétendent qu'à la suite des attaques l'urine est claire et limpide (1).

Le contraire s'est toujours présenté dans mes investigations, et l'urine limpide, incolore et abondante est encore aujourd'hui, pour un malade confié à mes soins, l'annonce d'un accès prochain, tandis que, postérieurement aux attaques, elle est rouge et fortement chargée.

Comme je l'ai dit plus haut, l'époque des attaques est indéterminée, et tels épileptiques qui n'en ont point res-

____

(1) *Dictionnaire de Médecine*, vol. 12, pag. 178.

senti pendant plusieurs mois et même plusieurs années, les voient reparaître souvent avec plus de force (1).

Quelques personnes n'ont d'attaque que la nuit : « Tels « étaient deux jeunes gens, le frère et la sœur, domesti- « ques dans ma famille, et chez lesquels l'attaque était « foudroyante et de nuit. Telle aussi était une autre per- « sonne chez laquelle la magnétisation a transporté les « accès de la nuit pendant le jour, avant de les modi- « fier (2). »

Il arrive quelquefois qu'un accès est instantanément suivi d'un ou de plusieurs autres, et le malade alors peut succomber.

L'épilepsie est une des plus horribles maladies, et les médecins de bonne foi ne dissimulent pas leur doute sur une véritable guérison; la cause en est encore inconnue. « Avouons donc, dit le *Dictionnaire de Médecine*, vol. 12, « p. 185, que nous ne savons rien sur la nature de l'épi- « lepsie (3). »

Les suites sont souvent déplorables; la menstruation et le mariage n'apportent le plus souvent aucun change- ment dans sa marche. Alors, isolé du monde dont il sent l'instinct répulsif; tremblant au plus léger signe d'une attaque qu'il croit toujours prochaine, l'épileptique des- cend cette vie dégradée et la termine par un coup fou- droyant, ou par l'idiotisme, s'il ne hâte lui-même par le

(1) *Dictionnaire de Médecine*, p. 181 à 194.

(2) M. le docteur Pucl, homme d'un profond savoir et d'une rare modestie, vient de me communiquer le fait suivant :

« J'ai, dit-il, soigné un jeune homme de dix-huit à vingt ans, sujet à des attaques de jour et de nuit. Chez le malade, la démagné- tisation quotidienne d'une demi-heure de durée fit disparaître les attaques de jour; celles de nuit cessèrent plus tard sous l'influence du même traitement fait par la mère du jeune homme à laquelle j'avais indiqué les procédés à suivre et qui m'en annonça les résul- tats heureux. Cette dame cependant ayant cessé de donner des nou- velles de son fils, je ne puis affirmer que la guérison est radicale. »

(3) Calmeil, *Thèse*, Paris, 1824.

suicide la fin de ses souffrances, ainsi que vient de le faire l'homme qui s'est frappé dans la région du cœur, redoutant l'approche d'une attaque d'épilepsie (1).

Jusqu'ici les recherches anatomiques n'ont amené aucune donnée certaine sur cette affection, et des cerveaux d'épileptiques ne présentèrent aucune trace d'altération particulière, excepté dans les cas de mort survenue pendant une attaque, car alors il peut y avoir épanchement au cerveau.

Comme les relations d'attaque diffèrent peu de celles auxquelles j'ai assisté si souvent, qu'il me soit permis de faire connaître celles-ci.

Accès s'annonçant par sensation partant du centre épigastrique.

Dans l'accès foudroyant : convulsion subite de la langue à sa base, engourdissement de la partie droite de la mâchoire inférieure à laquelle elle est attachée, puis au pouce de la main droite. L'effet est moins long à se produire qu'à indiquer : le malade tombe alors ; la face se tuméfie ; le cœur bat violemment et par soubresauts ; la respiration est difficile ; quelquefois cris convulsifs ; les yeux sont convulsés d'une façon effrayante ; d'horribles contractions de la partie droite de la face ; les dents fortement comprimées ont déjà broyé la langue, les lèvres et les parois internes des joues.

De la bouche affreusement déformée sort une écume sanglante avec un bruit de la glotte imitant le bruit de l'eau bouillante.

Les membres se tordent, et le sujet devient quelque chose d'informe, de hideux. De plus, retiré sur lui-même, le corps présente, à l'aspect, le volume de celui d'un enfant.

La torsion des muscles du cou a transporté la tête de telle sorte, que la face se trouve placée vers la partie

______

(1) Journaux quotidiens, 19 novembre 1862.

postérieure de l'épaule droite ; puis enfin perte de sentiment.

Après quinze à vingt minutes la vie revient, mais ce spectacle est navrant.

Les yeux s'ouvrent démesurément, les pupilles sont dilatées, pâleur cadavéreuse ; la langue gonflée encombre la cavité buccale et pend sanglante.

La raison a fui ; le malade ne peut que rendre des sons sourds ; la face est hébétée ; l'idiotisme se produit par des faits semblables à ceux d'un enfant de quelques mois qui veut atteindre un objet sans se rendre compte de la distance qui l'en sépare : la lumière l'attire, et, dans sa surexcitation, s'il trouve une issue, porte ou fenêtre, il s'y précipite.

Lorsqu'enfin revient la raison, les membres sont brisés de fatigue, la tête est pesante et douloureuse (1).

La maladie peut être idiopathique (affection propre au cerveau) ou sympathique et réfléchie à la partie cervicale par les ramifications trisplanchniques du grand sympathique connu par le rôle important qu'il joue dans les phénomènes du magnétisme animal.

Le docteur Delasiauve, médecin des aliénés de Bicêtre, section des épileptiques, rapporte ainsi l'appréciation faite sur lui-même du mode suivant lequel s'effectue l'accès sympathique :

« Atteint, dit-il, d'une angine dans laquelle les gan-
« glions du cou étaient engorgés, la moindre compression
« exercée sur l'un d'eux me causait un éblouissement
« subit. — Vingt fois répétée, l'expérience m'a toujours
« donné le même résultat, et je ne doute nullement qu'a-
« vec une pression plus forte je fusse tombé évanoui.

« Une sensation toute spéciale se propageait avec la
« rapidité de l'éclair du point malade vers la tête. Évi-

---

(1) J'ai remarqué que chez les femmes les grandes attaques se présentaient soit avant, soit après les menstrues.   R.

« demment, le principe de l'action résidait bien ici dans
« l'engorgement ganglionnaire (1). »

Une personne de ma connaissance éprouve, soit au lit,
soit dans des chaussures trop larges pour maintenir les
doigts de pied dans une situation convenable, éprouve,
dis-je, par suite de la déviation du quatrième doigt, sous
la plante du pied gauche, en arrière de la première pha-
lange métatarsienne, une vive douleur excitant les nerfs
cérébraux, et indice presque certain d'une congestion
nerveuse au cerveau.

La crampe résulte de la compression directe d'un
muscle ou d'un nerf, ou de sa surexcitation.

Les fibres musculaires sont très-sensibles à l'action du
galvanisme ; leur contraction est produite par un agent
inconnu dans son essence, que l'on a nommé *esprits ani-
maux, fluide nerveux,* ayant beaucoup d'analogie avec le
fluide électrique ; cet agent est transmis par les nerfs (2).

Les convulsions ne sont point particulières à l'épilepsie ; on les observe encore dans l'éclampsie, la céphalal-
gie hémicranique, l'hystérie, les convulsions vermineuses,
celles des poumons, l'asthme, la coqueluche, celles du
cœur, de l'estomac, de la chorée, etc., etc., etc. Ne sont-
elles pas des affections sympathiques, allant frapper l'encéphale qu'elles désorganisent ?

Toutes les névroses sont sœurs et symptomatiques d'autres affections ayant leur siége dans les organes ; un
diagnostic éclairé peut seul indiquer les signes propres à
chacune d'elles.

Thérapeutique. — La médecine a dû rechercher les
moyens de guérison ; on a tour à tour employé la valériane, connue dans la plus haute antiquité ; on y a joint
quelquefois l'oxyde de zinc, puis le musc, l'opium, le quin-
quina, la belladone, la digitale, l'assa fœtida, le cuivre,

---

(1) *Traité de l'Épilepsie.* p. 34.
(2) Bouillet, *Dictionnaire des Sciences.*

le nitrate d'argent, l'huile essentielle de térébenthine, l'huile animale de Dippel, l'esprit de camphre d'Hanhemann, la muscade, les frictions mercurielles; les moxas, les cautères, etc., etc., etc., ont eu leurs prôneurs; la saignée n'a presque jamais empêché l'attaque de suivre son cours (1).

Les traitements par *émotion, frayeur,* préconisés par Girard, par Boerhaave, et blâmés par Georget, n'ont eu, pour moi (à la suite de faits accidentels et non provoqués), que le regret de voir retomber dans des attaques plus terribles le malade commotionné.

Celui par *l'électricité* est révoqué en doute par Maisonneuve, Portal, Esquirol, Scipion Pinel et autres, malgré l'affirmation du docteur Pearson.

En ce qui touche la création de *fièvres intermittentes artificielles* opérées par M. Selade, traitement appliqué pendant une quinzaine de jours à deux épileptiques qu'en hiver il fit exposer chaque jour, pendant une heure, par un froid rigoureux, et à peine vêtus, puis transporter grelottants dans un lit bien chaud pour amener la transpiration : « Les attaques cessèrent, dit-il; la fièvre persista quelque temps encore, puis s'éteignit spontanément. »

« Mais peut-on, dit fort bien le docteur Delasiauve, circonscrire à son gré les conséquences du refroidissement excessif? Au lieu d'une fièvre périodique simple, ne pourrait-il pas survenir une pneumonie, une péritonite, une encéphalite mortelle? »

La ligature et même l'amputation de la partie d'où partait l'aura ont été pratiquées, ainsi que le trépan et même la castration : « Nous ne conseillerions jamais celle-ci, » dit le *Dictionnaire de Médecine,* vol. 12, p. 189.

Chacun a préconisé son moyen et a cité à l'appui des cures dont sans doute l'amour-propre a exagéré la puis-

(1) *Dictionnaire de Médecine,* p. 190.

sance; mais si en effet le mal a disparu par une cause quelconque pendant une ou plusieurs années, n'est-il pas revenu plus redoutable?

D'ailleurs, comme je l'ai dit plus haut, dans les affections sympathiques le rétablissement des fonctions ne provoquant plus les phénomènes nerveux, l'effet est détruit.

Le docteur Delasiauve, dont j'ai rapporté plus haut l'appréciation faite sur lui-même du mode sympathique dont s'effectue l'accès par pression des ganglions, n'admet le magnétisme que comme un amendement produit *peut-être*, dit-il, par une influence morale; mais, ajoute-t-il, la science ne prête qu'un faible appui à ces suppositions : tout se borne à quelques faits *vagues, contradictoires* ou *insignifiants* dans les applications tentées lors de la vogue passagère du mesmérisme.

Il ne voit figurer qu'un cas où les attaques auraient été suspendues pendant huit mois.

Un autre cas est niable, car si cet agent y prit part, ce fut d'une manière indirecte : « La magnétisation, dit-il, fit naître des mouvements convulsifs, violents, prolongés, irrésistibles; des purgatifs furent dirigés contre ces symptômes, et les accès disparurent. »

Il ajoute que M. Favre a rapporté un exemple d'aggravation du mal.

Somme toute : un amendement produit par influence morale, un cas niable, plus un cas aggravant, voilà tout le bagage du magnétisme dans l'opinion du docteur.

Mais ce magnétisme qui fit naître des mouvements convulsifs, violents, prolongés, irrésistibles, était-il toujours le produit d'une influence morale ou l'œuvre du fluide humain, rétablissant l'équilibre attribué par vous aux purgatifs seulement? Puis, la magnétisation a-t-elle été faite par un homme habile? n'a-t-il pas chargé aveuglément et sans mesure le malade? et ne lui a-t-il pas donné, dans son inexpérience, je dirai presque une *indi-gestion* de fluide?

Oh! docteur, vous n'avez pas la science universelle, et combien vous reste-t-il à apprendre? Ne vous drapez pas dans votre diplôme, et sortez des langes de la routine... Vous ignorez le premier mot du magnétisme, vous, surtout, médecin mieux qu'un autre pourtant placé pour faire de sérieuses études.

Quelle est donc l'opinion de la science médicale sur ce terrible *aura epileptica,* ce souffle si subtil, ce puissant levier qui agite, renverse et tue?

De l'aura. — L'aura (grec et latin), vent doux, zéphir, exhalaison, vapeur subtile, qui se manifeste par un sentiment de froid, de frisson, d'engourdissement, de douleur, dans une partie du cerveau; au sommet, suivant les uns, et selon d'autres dans une partie plus ou moins éloignée de celui-ci : à la lèvre, au pied, à la main, à l'extrémité des doigts.

Aussitôt le malade sent une espèce de vapeur partir de cet endroit, passant par le cœur ou l'estomac, se dirigeant vers le cerveau qu'il surexcite, et provoque l'attaque.

L'aura, suivant Sauvage, a son origine dans le cerveau, ou dans le principe des nerfs qui servent à l'usage de cette partie, comme sont, dit-il, les douleurs imaginaires que ressentent au pied ceux qui ont eu la jambe ou la cuisse amputée depuis longtemps.

Certes, voilà la description de l'aura que je trouve dans tous les auteurs et à laquelle il ne manque rien; rien que la cause de la manifestation de ces effets, et cette cause, je ne la rencontre dans aucun des ouvrages de ces princes de la science qui avouent un fluide, une vapeur, un aura enfin, dont ils ignorent la source, et repoussent le fluide humain, le magnétisme et ses effets.

Mais quel est donc alors ce fluide subtil amenant ces affreux désordres, frappant comme la foudre?

Ce fluide insaisissable ne serait-il pas le fluide magnétique qui, comme l'électricité surabondante, en certains cas, brise tout sur son passage et jette la désolation et la mort?

De même ce fluide comprimé dans quelques parties du corps, des membres ou du cerveau, par une affection morbide de l'une de ces parties, produit, pour se dégager, des obstacles qu'il rencontre dans le trajet des nerfs qu'il doit incessamment entretenir, produit, dis-je, des secousses souvent terribles.

Pététin attribue ces désordres à l'électricité et s'exprime ainsi :

Les indications curatives doivent se tirer :

« 1° De l'excès du fluide électrique dominant dans le cerveau et les nerfs qui se rendent aux organes du sentiment et du mouvement;

« 2° De la constitution trop délicate et trop dense des nerfs par la sécheresse du mucus qui unit les fibres élémentaires;

« 3° Des causes agissant sur la substance du cerveau ou d'autres parties éloignées de ce viscère portant le sang avec impétuosité dans les vaisseaux, le font refluer dans les sinus, en arrêtent le cours et nécessitent la compression de plusieurs paires de nerfs à son origine;

« 4° De la trop grande mobilité du sensorium qui, à la plus légère occasion, lance avec impétuosité le feu principe sur différents organes, et y établit des foyers électriques qui en troublent les fonctions (1). »

L'emploi de l'électricité négative se trouvant insuffisant, les bains froids sont, suivant lui, de bien plus prompts *désélectrisants*, ainsi que la glace sur la tête.

---

(1) *Mémoire sur la découverte des phénomènes de l'hystérie essentielle*, 2ᵉ partie, p. 100.

Il préconise contre la météorisation les lavements froids, les boissons glacées comme prévenant les accidents fâcheux qui naissent de la distension trop longtemps soutenue des membranes intestinales.

La douleur ressentie au clou hystérique disparaît par des frictions aux jambes, faites avec la glace.

Si les accès trop souvent répétés donnent au sang une constitution inflammatoire, recourir aux sangsues.

Tout en rendant à Pététin la justice due à ses travaux, je pense avec Galvini que « l'électricité animale n'est pas « absolument une électricité analogue à celle rencon- « trée dans tous les corps' de la nature, mais une élec- « tricité modifiée et combinée avec les principes de la « vie par lesquels elle acquiert des caractères qui ne « conviennent qu'à elle-même, » et j'ajoute, avec le docteur Pigeaire, que le magnétisme pénètre plus profondément l'organisme, et que les phénomènes qu'il produit ne pourraient être développés par l'électricité ordinaire (1).

Il accroît ou régularise l'action nerveuse, accélère la circulation, donne de l'activité aux mouvements vitaux intersticiels, à l'absorption et aux sécrétions.

Dans beaucoup d'affections nerveuses de nature convulsive, les désordres qui apparaissent sont produits par une véritable rétention des fluides nerveux ou forces vives qui n'ont pu s'écouler par les extrémités, leur route naturelle ; il suffit d'une cause morale pour produire cet accident. Ces forces déviées occasionnent, dans les parties où elles séjournent, une espèce de congestion nerveuse bien différente des congestions sanguines, mais tout aussi réelle, et deviennent pour le médecin plus difficiles à combattre, car la lancette ne peut rien.

Ce sont quelquefois des altérations d'organes qui produisent ces rétentions (2).

(1) *Puissance de l'Électricité animale*, p. 238.
(2) Du Potet, *Manuel de l'Étudiant magnétiseur*.

M. le docteur Bourdin s'exprime ainsi :

« Les spasmes, les convulsions, dénotent l'excès d'in-
« flux nerveux, comme la paralysie, à ses degrés divers,
« exprime la diminution ou le défaut de cet influx, de
« cette puissance nerveuse (1). »

Pour moi, Messieurs, le doute n'est plus permis; ce souffle subtil, cette sensation toute spéciale, n'est autre que le fluide magnétique; ce fluide qui est la vie, cette vie immatérielle, impalpable.

Sans lui tout meurt, avec lui tout reprend la santé; mais son excès amène aussi des effets funestes, et c'est contre ces excès que nous devons employer les ressources de notre intelligence et de notre cœur.

De même que la volonté dirige le fluide vers les organes pour les mouvoir, de même elle peut lancer ce fluide au dehors et le faire pénétrer dans le corps d'une personne qui n'en est pas suffisamment pourvue; rétablir l'équilibre en augmentant sa force vitale, ou en modérer l'excès.

Car de même aussi, quand, au lieu de dégager le fluide accumulé chez le malade, de lui ouvrir une issue et de rétablir la circulation normale, le magnétiste le sursature par l'addition en excès de son fluide, il y aura pléthore qui peut se terminer par une effroyable catastrophe.

> C'est un petit ruisseau dont la marche paisible
> Coulant limpide et clair en ses mille détours,
> Rencontre en son chemin un obstacle terrible
> Et se trouve arrêté au milieu de son cours.
> Si son lit, s'augmentant de sources étrangères,
> Le force à s'élever, rompant d'autres barrières,
> Alors en mugissant ses flots tumultueux
> Laissent dans le vallon des désastres affreux.

(1) *Traité de la Catalepsie*, p. 211.

Cantonniers assidus, n'attendons pas les cataclysmes; enlevons les obstacles pour que cette source de la vie coule limpide et ne donne que le bonheur.

Loin de moi l'envie de repousser toute médication hygiénique calmant l'irritation du système nerveux.

Bains tièdes **22** degrés environ, douches froides au besoin et compresses froides sur la tête; exercice modéré, éviter les émotions, les veilles; craindre l'irritation des voies digestives; quelques laxatifs, vermifuges au besoin.

Nourriture peu fatigante et presque végétale; pas de farineux, peu de vin.

La valériane comme antispasmodique et vermifuge, en poudre; de 4 à 7 grammes par jour dans du miel ou confitures a pu être employé chez un épileptique somnambule et sur ses indications; cependant son action vivement stimulante de l'estomac et des centres nerveux pouvant amener des inflammations, doit n'en permettre l'emploi qu'après avoir rafraîchi le malade par des bains et des délayants chaque fois que se révèlent quelques signes de phlogose. Le camphre peut être employé comme modérant les ardeurs ou habitudes si funestes et si contraires à la guérison.

Mais le mal doit surtout être attaqué par cet agent magnétique si décrié et cependant si salutaire.

J'ai bien hésité, beaucoup tâtonné dans le cours de mes magnétisations affectées à l'épilepsie, et en ce qui touche le malade auquel en ce moment je donne mes soins, et chez lequel l'épilepsie a pour cause une tympanité intestinale et hystérique symptomatique d'une altération organique du conduit digestif. Les gaz se forment incessamment, la respiration est interceptée et l'attaque a lieu. Si, au contraire, les gaz trouvent une issue, le malade est sauvé, pour l'instant du moins. Ma méthode est :

Démagnétisation générale d'abord;

Puis, action sur les plexus, l'abdomen et dégagement de la partie droite (le foie) et les intestins ;

Terminer par une magnétisation à grands courants.

Eau magnétisée rafraîchissante et laxative ; poudre de charbon végétal comme absorbant les gaz.

Pour le reste du traitement, le malade l'indique lui-même dans l'état de somnambulisme.

Depuis le commencement de décembre dernier, étant, par suite d'indisposition, dans l'impossibilité de continuer le traitement ; mon esprit incessamment préoccupé de l'abandon forcé d'un malade intéressant, me fit chercher les moyens de suppléer quelque peu à cet abandon, et me suggéra les réflexions suivantes :

Le sommeil qui répare les forces dépensées dans la vie active n'est pas le même souvent chez le sujet dont la vie passive est un obstacle au développement des organes du mouvement et des sens ; ceux-ci éprouvent souvent les effets d'un sommeil incomplet.

Et, si le sommeil normal est l'effet d'un ralentissement dans l'afflux du sang artériel vers le cerveau, et, par suite, de l'accumulation du sang veineux dans les vaisseaux qui entourent l'encéphale ; d'où résulte la compression *sanguine* qui paralyse momentanément cet organe (1) ;

Le sommeil incomplet amenant les rêves, les mouvements automatiques, etc., etc., doit être attribué à une surabondance de fluide nerveux s'ajoutant à celui non dépensé pendant le jour ;

L'âme, alors impressionnée par l'excitation nerveuse, flotte indécise dans des spéculations et des images souvent impossibles : *c'est le rêve ;*

Ou dirige ces forces en excès vers le travail laissé imparfait la veille, avant le sommeil : *c'est le somnambulisme dit naturel,* procurant par le mouvement, par le tra-

____

(1) David Hartley et Blumenbach.

vail nocturne, par l'activité physique enfin, l'écoulement du trop plein.

Mais, chez les sujets atteints d'affections convulsives, ce fluide surabondant amène, par sa rétention, la congestion nerveuse, le réveil subit, l'accès et ses désordres.

Ces pensées me conduisirent aux conclusions suivantes :

Que le soir, le sujet écoule en magnétisant (pendant 15 à 20 minutes) une partie de ce fluide si redoutable à sa nature;

Que le matin, au réveil, le même moyen soit employé contre celui que le repos de la nuit a créé surabondamment encore; ces dégagements successifs rétabliront l'équilibre, sans doute.

Mais que fallait-il que le sujet magnétisât? Un être faible et avide de fluide.

Je croyais l'avoir trouvé dans une femme fort âgée, de complexion débile, asthmatique, etc., etc.

Je fis donc magnétiser à 10 centimètres de distance; mais je m'aperçus bientôt qu'après un certain temps, 10 à 15 minutes, mon sujet reprenait au magnétisé tout le fluide qu'il lui avait donné, mêlé peut-être à celui de ce dernier, ce qui amenait chez mon sujet magnétisant une somnolence au lieu d'un dégagement.

Ce moyen employé hors ma présence eut le même résultat; seulement, après la magnétisation, mon sujet magnétisant ressentit des picotements au bout des doigts et une humidité chaude au creux des mains.

J'ai, dans la crainte d'accidents en mon absence, reporté sur des objets inertes excluant toute réabsorption fluidique par le malade, la pratique magnétique comme médication, et je crois que la méthode peut être favorable, car le sujet, sauf quelques vertiges, continue un état identique à celui créé par le traitement antérieur à décembre.

Je résume ainsi mon opinion.

L'*épilepsie*, mouvement clonique par surabondançe, accumulation en excès du fluide nerveux convulsionnant les mulcles, doit être traitée par dégagement.

Quant au contraire, et permettez-moi d'indiquer ma pensée en ce qui touche cette autre névrose, c'est-à-dire en ce qui concerne la *catalepsie*, mouvement relativement tonique :

Suspension de la circulation nerveuse et des facultf musculaires de la vie de relation par l'effet du rayon ment du fluide vital et de son espèce de refroidissf amenant un resserrement fibrillaire.

Les sens qui reçoivent l'impression de ce fluiu. muscles de la vie animale qui obéissent à cette puissanꓫ demeurent alors inertes.

Cette espèce de suspension de l'action du fluide interceptant tout mouvement des voies conductrices, la vie de relation se trouve ainsi suspendue.

Il y a diminution d'activité dans la circulation du sang se manifestant par la faiblesse du pouls et des battements du cœur, comme aussi quelquefois par la décoloration de la peau.

Si, alors, vous établissez le stimulant magnétique, la raréfaction s'opère par l'addition du calorique qu'il inocule, et la dilatation des fluides détruit la contraction.

Plusieurs fois, des étincelles électriques m'ont donné instantanément le même résultat.

Ainsi :

En *épilepsie*, extraire le fluide en excès,

En *catalepsie*, rétablir le mouvement fluidique par frictions magnétiques.

Je ne terminerai pas cet essai sur l'épilepsie, sans mettre en garde les personnes qui pourraient se laisser tromper par des gens qui, pour une cause quelconque, mais toujours peu honorable, simuleraient les accès en excitant la turgescence violacée de la face par de violents efforts d'expiration ou autres;

Simulant également l'écume au moyen d'un petit morceau de savon caché dans la bouche;

Manifestant des convulsions, et affectant par la volonté une grande insensibilité.

Pour vous assurer de la fraude, placez de suite un flacon d'ammoniac concentré dessous et touchant aux narines;

Assurez-vous du cœur, car si ses mouvements ne sont pas tumultueux pendant l'accès;

Si la turgescence violacée ou noirâtre de la face ne se dissipe pas subitement dès que cessent les convulsions, et n'est pas remplacée par une pâleur livide,

Si, à la suite de l'attaque, l'altération de l'intelligence, l'air hébété, étonné, n'a pas un cachet de vérité impossible à imiter, il y a lieu de soupçonner une feinte mensongère du haut mal.

Dans le doute, et pendant l'accès, émettez à haute voix la volonté (pour sauver le malade) de brûler de suite une partie quelconque de la face convulsée ou de faire la section d'un doigt, le pouce, par exemple.

Si la maladie est feinte, votre homme prendra, comme on dit, ses jambes à son cou au plus vite.

Moi aussi j'ai nié le magnétisme animal, car je suspectais ses effets, ne les comprenant pas; mais, grâces soient rendues à mon estimable maître, M. le baron Du Potet :

« Aucune expérience (me dit-il) ne vous ouvrira les
« yeux; vous doutez : vous seul devez chercher avec
« un esprit détaché de tout système; cherchez donc, et
« vous trouverez! »

J'ai trouvé, et l'en remercie, puisqu'il m'a amené au milieu d'hommes au cœur bon et compatissant, aidant et soulageant leurs frères, pauvres malades abandonnés.

Je vois avec bonheur, dans nos rangs et à notre tête, des hommes de science, d'habiles médecins, qui, loin de s'envelopper dans la morgue du diplôme, ne croient pas que l'art de guérir ait dit son dernier mot. Ils marchent et nous éclairent de leur savoir acquis en médecine pour faciliter nos travaux. Ils ne disent pas : « Périsse le malade plutôt que notre doctrine. »

Ici, allopathes, homœopathes et autres, viennent en se donnant la main chercher dans le magnétisme de nouveaux moyens de secourir l'humanité.

ROBILLARD.

Paris, 20 novembre 1862.

⸺ ❧ ⸺

Rapport sur la thèse de M. Robillard

En ma qualité de rapporteur, je suis chargé de vous faire connaître le travail que M. Robillard a présenté à la Société pour obtenir le grade de membre titulaire. Notre collègue a choisi pour sujet de thèse *l'épilepsie.*

Si l'on réfléchit, Messieurs, à la gravité de cette terrible maladie, au peu de ressources qu'offre la médecine pour la combattre, et aux nombreux succès que le magnétisme a obtenus et obtient tous les jours contre cette affection, on ne peut que féliciter notre collègue de l'intéressant travail qu'il nous a donné, travail dans lequel il élucide plusieurs questions relatives à l'épilepsie.

La thèse de M. Robillard est une véritable monographie dans laquelle les causes, les symptômes, la marche et le traitement allopathique et magnétique de l'épilepsie sont clairement exposés.

On peut dire que notre collègue nous a donné plus que

nous étions en droit d'attendre d'un candidat au grade de membre titulaire, car il a empiété sur le domaine de la médecine, ce qui ne nuit en rien au sujet qu'il a traité.

Une opinion émise par M. Robillard, et qui sera sans doute partagée par la plupart d'entre nous, c'est qu'il considère *l'aura epileptica* comme étant produite par l'agent magnétique, et ce qui, suivant moi, donne de la force à cette opinion, c'est qu'on a quelquefois empêché la progression de cette prétendue vapeur vers les centres nerveux, en établissant une forte ligature sur un membre, et qu'on a ainsi empêché la manifestation de l'accès.

Une autre question des plus importantes et qui domine toute la thérapeutique magnétique de l'épilepsie, est celle-ci : Faut-il attaquer l'épilepsie par des passes dégageantes, comme le veut Deleuze, ou bien accumuler le magnétisme vers le cerveau, pour provoquer des crises, comme le veulent quelques magnétiseurs contemporains? M. Robillard se prononce résolument pour le premier procédé, et rejette absolument la méthode perturbatrice.

Voici comment il s'exprime à ce sujet : « Quand au lieu de dégager le fluide accumulé chez le malade, de lui ouvrir une issue, et de rétablir la circulation normale, le magnétiste le sature par l'addition en excès de son fluide, il y aura pléthore, qui peut se terminer par une *effroyable catastrophe.* »

Voilà, Messieurs, une opinion franchement exprimée, et que je ne crains pas de partager, bien qu'elle soit en opposition avec la pratique de Mesmer et celle de quelques magnétistes modernes dont le savoir semble donner à cette manière de voir une certaine valeur. J'invoquerai d'abord, en faveur de la méthode dégageante, la pratique de Deleuze et celle d'un magnétiste dont on ne contestera ni le savoir, ni la longue expérience ; je veux parler de M. Lafontaine, qui s'exprime ainsi dans son ouvrage, *l'Art de magnétiser :*

« Je ne suis point de l'avis des magnétiseurs qui, suivant le système de Mesmer, veulent constamment provoquer des crises, prétendant qu'ils amènent, par ce moyen, une perturbation dans la maladie, en changeant les heures et les jours des accès. Je crois que lorsque la maladie n'a pas pour cause une lésion organique, il faut chercher à calmer le système nerveux, plutôt que lui donner des ébranlements nouveaux. »

C'est en se conformant à cette pratique que cet habile praticien a guéri un grand nombre d'épileptiques.

J'ajouterai, pour faire la part plus belle aux partisans de la méthode perturbatrice, que cette méthode compte des succès, dus aux secousses provoquées, plus fortes et plus nombreuses, et au moyen desquelles le fluide s'échappe en plus grande abondance et dégage ainsi le cerveau.

Mais, Messieurs, il est un fait très-important dont les provocateurs d'accès épileptiques ne tiennent pas assez compte : c'est que les annales des sciences médicales renferment des faits assez nombreux qui prouvent que lorsque la mort n'est pas le résultat de lésions cérébrales irrémédiables, elle a lieu souvent au milieu d'une attaque par la congestion qui se fait dans le cerveau, laquelle congestion détermine brusquement une rupture dans cet organe, avec épanchement sanguin. L'autopsie démontre aussi que les poumons sont gorgés de sang noir.

Les symptômes qu'on observe pendant l'attaque et surtout la gêne de la respiration, expliquent la plupart de ces lésions, qui sont la conséquence de l'accès épileptique.

S'il est prouvé incontestablement que la mort peut avoir lieu pendant l'attaque, ne trouvez-vous pas qu'il y a au moins de la témérité à provoquer des secousses convulsives? et qu'on ne cherche pas à justifier cette méthode, parce que les magnétiseurs qui provoquent ces secousses n'ont pas encore eu à déplorer un pareil malheur, car, nous le répétons, des faits nombreux attestent que la mort peut être la conséquence d'une attaque d'épilepsie. Or, que l'attaque soit le résultat de la maladie, ou soit provoquée par le magnétisme, elle n'en est pas moins une attaque pouvant causer la mort, et, d'ailleurs, il est hors de doute que le cerveau est, dans l'épilepsie, le siége d'un travail morbide, et que tout ce qui tend à calmer cet organe, à en détourner l'irritation, doit avoir la préférence sur toute action physique ou morale capable d'en déterminer l'excitation.

Mais faire courir à son semblable une chance de mort, n'est pas le seul inconvénient auquel, dans cette circonstance, le magnétiseur est exposé ; il se trouverait aussi, le cas échéant, sous le coup de l'article 319 du Code pénal, comme ayant causé la mort par imprudence, et, conséquemment, puni d'un emprisonnement de trois mois à deux ans et d'une amende de 50 à 600 fr.

Là ne se borneraient pas les inconvénients fâcheux que je viens de signaler : on peut dire, sans être prophète, que si pareille chose arrivait, le magnétisme pourrait bien s'en ressentir, non pas que je veuille dire qu'il en recevrait une atteinte mortelle, car il est inhérent à la nature humaine ; il n'est donc permis à aucune puissance de l'anéantir, mais on peut en arrêter les progrès. Ne faisons donc rien qui puisse le compromettre ; imitons la prudence de Deleuze ; nous ne ferons jamais de mal, tout en pouvant faire beaucoup de bien.

Deux membres de la Commission, tout en adoptant, dans la majorité des cas, le procédé magnétique préconisé par le candidat, sont d'avis qu'il est cependant des circonstances où la constitution du sujet exige que l'on déroge à cette règle en provoquant des crises ; je devais indiquer cette nuance.

L'épilepsie étant une des maladies que l'on simule le plus souvent, le magnétiseur qui ne veut pas être dupe d'une mystification, doit connaître les signes caractéris-

tiques du faux ou du véritable épileptique ; le travail de
M. Robillard ne laisse rien à désirer sous ce rapport, et
pourra être consulté avec fruit par les magnétiseurs qui
ne sont pas suffisamment renseignés sur ce sujet.

Après une lecture assidue de la thèse de M. Robillard,
la Commission est d'avis que notre collègue a donné des
preuves suffisantes de capacité, pour soutenir avec dis-
tinction son travail devant la Société.   Dr LOUYET.

5 février 1863.

Paris. — Imp. Émile Voitelain et Cⁱᵉ, rue J.-J.-Rousseau, 18.